Travail du Laboratoire de Thérapeutique expérimentale
de l'Université de Genève.

Le Bromhydrate
DE
MÉTHYLATROPINE

RECHERCHES EXPÉRIMENTALES

THÈSE

PRÉSENTÉE
A LA FACULTÉ DE MÉDECINE DE L'UNIVERSITÉ DE GENÈVE
POUR OBTENIR
LE GRADE DE DOCTEUR EN MÉDECINE
PAR

Madame Akil MOUKHTAR
née ODICHÉLIDZÉ

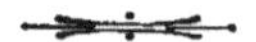

GENÈVE
IMPRIMERIE J. STUDER, ROND-POINT DE PLAINPALAIS, 3
1908

N° 221.

La Faculté de Médecine autorise l'impression de la présente thèse, sans prétendre par là émettre d'opinion sur les propositions qui y sont énoncées.

Genève, le 18 décembre 1908.

Le Doyen,
Dr. Prof. LASKOWSKY.

A mon frère,

A mon mari.

En affectueuse reconnaissance.

Qu'il nous soit permis d'exprimer ici à M. le professeur Mayor nos sentiments profondément reconnaissants pour le bienveillant intérêt qu'il nous a témoigné, tant au cours de nos études que pendant l'élaboration de la présente thèse.

Nous tenons à remercier également M. le docteur B. Wiki, dont nous avons eu l'occasion d'apprécier les conseils éclairés.

INTRODUCTION

Le bromhydrate de méthylatropine a été préparé par Merck en 1902. La formule de ce corps est la suivante :

$$C_{16}\ H_{20}\ O_3 = N \left\{ \begin{array}{l} C\ H_3 \\ C\ H_3 \\ B \end{array} \right.$$

Elle diffère de l'atropine par un méthyl et par un brome qui sont unis à l'azote devenu pentavalant.

C'est une substance blanche très soluble dans l'eau et dans l'alcool dilué, peu soluble dans l'alcool absolu et dans le chloroforme. Son point de fusion se trouve entre 222-223° C. Elle contient 0.84 % de brome.

Nous avons soumis cette substance à l'action de quelques-uns des réactifs du sulfate d'atropine. Elle donne les mêmes réactions que ce dernier.

L'action physiologique du bromhydrate de méthylatropine a été étudiée pour la première fois par Vaubel [1]. D'après lui, ce corps posséderait une action pharmacodynamique plus faible que l'atropine. En outre, la durée de son effet serait plus courte. Le cœur et la respiration résisteraient mieux à cette substance qu'à l'atropine. Le système nerveux serait moins excité sous son influence. Vaubel a préconisé ce corps pour obtenir la mydriase et pour combattre les sueurs nocturnes des tuberculeux et des névropathes.

---

1. Vaubel. Wochenschrift für Thérapie und Hygiene des Auges. 1902. Jahrgang 6. n° 2.

Pour dilater la pupille il suffirait, d'après le même auteur, d'instiller dans l'œil deux gouttes d'une solution à 1 $^0/_0$ de ce corps. La dilatation se produirait aussi rapidement qu'avec le sulfate neutre d'atropine, mais disparaîtrait plus rapidement. Contre les sueurs nocturnes Vaubel donne 0 g. 006 à 0 g. 012 de bromure de méthylatropine.

A. Darier[1] a essayé cette substance comme mydriatique. Il conclut de ses expériences qu'avec de fortes doses de bromhydrate de méthylatropine on obtient, comme avec le sulfate neutre d'atropine, la dilatation pupillaire et la paralysie de l'accommodation durable. Avec une dose moyenne, une goutte d'une solution à 1 $^0/_0$, la dilatation dure environ 24 heures, tandis que la paralysie de l'accommodation disparaît déjà au bout de quelques heures. En employant un mélange de ce corps et de cocaïne (cocaïne 1 $^0/_0$, bromhydrate de méthylatropine $^1/_2$ $^0/_0$) on obtient presque exclusivement la mydriase.

Aronheim[2] a employé le bromhydrate de méthylatropine comme analgésique. Avec 0 gr. 001 à 0 gr. 002, en administration par la bouche, il arrivait à calmer les céphalées et même les accès de migraine, ainsi que les douleurs rhumatismales, la gastralgie, les douleurs de l'érysipèle de la face, le prurit de l'eczéma.

En outre, Aronheim a obtenu de bons résultats dans un cas de spermatorhée et dans les sueurs nocturnes des tuberculeux. En le mélageant avec de l'aspirine il calma la rage de dents.

D'après le même auteur le bromhydrate de méthylatropine apaiserait la toux en cas de bronchite et de laryngite aiguës.

En injection sous-cutanée l'action analgésique du bromhydrate de méthylatropine serait semblable, quoique moins

1. Darier. La clinique ophtalmologique 1902, n° 21, p. 317.
2. Aronheim. Medicinische Woche 1903. Berlin. Klinische therapeutische Wochenschrift 1904, n° 28, p. 756.

forte, à celle de la morphine. Aronheim a obtenu par ce procédé des bons résultats en cas de cardialgie, gastralgie, point de côté, de pneumonie, pleurésie sèche, appendicite, angine de poitrine, lithiase biliaire, etc. On emploie, pour ces injections, une solution à $^{1}/_{200}$ cm. dont on injecte de $^{1}/_{4}$ à 1 cc.

G. Bolgar (Aerzliche Zentralzeitung 1904 nos 14 et 15), préconise cette substance pour calmer le péristaltisme intestinal exagéré. Son action serait supérieure à celle de l'atropine. Dans l'ileus, par exemple, elle rendrait de grands services.

Hudovernig (Berliner Klinische Wochenschrift 1906, n° 42 p. 1363) emploie avec succès le bromhydrate de méthyl-atropine contre les douleurs fulgurantes du tabes, dans la méningite, dans la céphalée luétique, etc. Il faut donner pour obtenir ces bons résultats 0 gr. 002 trois fois par jour. Dans l'épilepsie ce corps resta sans efficacité.

Aucun de ces auteurs n'a constaté de suites fâcheuses.

Bœsel [1] a essayé avec succès dans un cas d'épilepsie infantile l'injection sous-cutanée du bromhydrate de méthyl-atropine. Il s'agissait d'un enfant de deux ans et l'auteur lui injecta sous la peau 0 gr. 0002 décimillig. de cette substance. Trois minutes après les convulsions s'arrêtèrent mais la respiration *resta irrégulière*.

G. Zuelzer [2] a obtenu de bons succès en employant ce médicament dans la névralgie intercostale (dose : 0,0015 à 0,003 par jour).

Tels sont les faits acquis jusqu'à aujourd'hui concernant le bromhydrate de méthylatropine.

Nous avons entrepris son étude expérimentale en cherchant à le comparer, point par point, à l'atropine.

---

1. Bœsel. Münchener med. Wochenschrift 1907, n° 37, f. 1825.
2. Zulzer Therapie der Gegenwart 1904, p. 34.

Celle-ci, nous nous le rappelons, agit sur le système nerveux central de l'homme d'une manière qu'il n'est pas très aisé de reproduire chez l'animal. D'autre part, elle possède des propriétés spéciales à l'égard de l'appareil nerveux périphérique en général, mais particulièrement en ce qui touche les nerfs de la musculature intrinsèque de l'œil et ceux des appareils glandulaires, ainsi que les extrémités intracardiaques du vague. Enfin, outre qu'elle présente certains autres effets cardiovasculaires, l'atropine agit d'une façon puissante sur la respiration. Certaines de ces qualités de l'atropine ne nous ont pas paru spécialement intéressantes à rechercher, dans leur intensité relative, chez la méthylatropine. Mais nous avons fait notre possible pour comparer les deux alcaloïdes :

1° Dans leur action sur le système nerveux central ;

2° Dans celle qu'ils exercent sur le système nerveux périphérique pris en général ;

3° Dans leurs effets pupillaires ;

4° Dans leur activité sur le centre respiratoire ;

5° Enfin dans leurs effets cardiovasculaires.

CHAPITRE I

Etude comparative de l'action sur le système nerveux central du bromhydrate de méthylatropine et du sulfate neutre d'atropine.

Pour cette étude nous avons eu à notre disposition surtout des lapins et des cobayes, deux espèces d'animaux qui présentent une sorte d'immunité naturelle vis-à-vis de l'atropine et des corps d'action analogue. Il est inutile d'essayer chez ces animaux les injections sous-cutanées ou intraveineuses de ces corps avec l'idée d'observer des phénomènes toxiques du côté du système nerveux central. Il faut, pour arriver à ce résultat, des doses énormes, vraiment ruineuses pour l'expérimentateur, à cause du prix très élevé de ces alcaloïdes. L'immunité de ces animaux est attribuée, comme on le sait par Calmette[1], à l'affinité spéciale de leurs leucocytes qui accapareraient rapidement ce poison et l'empêcheraient ainsi d'agir sur les autres éléments.

Cette théorie, quoique combattue par Ellinger[2], nous indique un moyen pour obtenir, chez ces animaux, les effets toxiques du côté du système nerveux central avec des doses relativement petites. On peut atteindre ce but par deux procédés : 1° en faisant l'injection dans le bout périphérique de la carotide : 2° en introduisant le poison directement dans la masse cérébrale.

Nous nous sommes servi de ces deux procédés. Il s'agissait avant tout de déterminer s'il existait une diffé-

1. Calmette. Congrès français de Médecine interne. Ve Session, tenue à Lille, 1899.

2. *Semaine Médicale*, 9 mars 1899, p. 267.

rence entre l'action du bromhydrate de méthylatropine d'une part et du sulfate neutre d'atropine d'autre part, tant au point de vue quantitatif qu'au point de vue qualitatif. A la question ainsi limitée ces deux procédés d'expérimentation ont pu donner des réponses nettes.

Il va sans dire qu'en employant ces moyens nous n'avions nullement la prétention d'étudier la totalité de l'action de nos corps sur les centres nerveux. Avec les injections intracérébrales surtout on voit survenir des phénomènes tout à fait particuliers qui diffèrent énormément de ceux que ces corps engendrent lorsqu'on les injecte par une autre voie. En outre, comme cela est de règle, la tableau symptomatique provoqué par l'injection intracérébrale de bromhydrate de méthylatropine présente un certain degré de similitude avec celle résultant de l'action du sulfate neutre d'atropine. Il n'y a là rien d'étonnant. « On conçoit que s'adressant, non plus à l'organisme pris en totalité, mais à un appareil déterminé, les poisons divers ne puissent provoquer des réactions infiniment diverses et que celles-ci doivent forcément réaliser un nombre restreint de tableaux symptomatiques [1] ».

Néanmoins, entre les deux tableaux symptomatiques dont nous parlions, il existe des différences qui permettent des conclusions précises. Cela est une nouvelle preuve que le procédé d'injection intracérébrale n'est pas sans valeur.

§ 1. — *Injection intracarotidienne.*

Nous décrirons tout d'abord le résultat obtenu par les injections dans le bout périphérique de l'artère carotidienne. Ces expériences ont été faites sur les lapins. Nous leur avons introduit, après avoir lié et sectionné l'artère caro-

1. Mayor. Les dérivés de la morphine utilisés en thérapeutique. Etude pharmaco-dynamique. La Revue Médicale de la Suisse romande. 1901-1902.

tide à la hauteur du cartilage thyroïde, une canule à injection dans le bout périphérique de cette artère. Nous avons ajusté à cette canule un tube de caoutchouc de faible calibre et d'un mètre de longueur environ. Grâce à ce dispositif, nous avons pu pousser nos injections en laissant l'animal en liberté et observer les phénomènes d'intoxication qui survinrent.

Les solutions employées ont été faites en dissolvant nos alcaloïdes dans une solution de chlorure de sodium à 8 $^0/_{00}$. Le titre de ces solutions en alcaloïde était de 5 $^0/_{00}$.

Nous avons poussé notre injection à raison de 2 à 4 cc. par minute. Une injection trop rapide de bromhydrate de méthylatropine provoque promptement l'arrêt respiratoire, ce qui rend impossible de distinguer les phénomènes d'origine asphyxique de ceux provoqués par l'alcaloïde. La vitesse optime est celle qui permet l'introduction de 2 à 3 cc. de notre solution par minute.

a) *Injection de bromhydrate de méthylatropine.* — Lorsque, procédant ainsi que nous venons de le dire, on injecte à un lapin de poids moyen une solution de bromhydrate de méthylatropine dans le bout périphérique de la carotide à raison de 3 cc. par minute on constate les faits suivants : Les premiers centimètres cubes paraissent rester sans effet. L'animal ne présente presque aucun signe d'agitation. Généralement depuis le huitième centimètre cube (0 gr. 04 centig. d'alcaloïde), quelquefois plus tôt ou plus tard, selon la vitesse d'injection, qui ne peut être absolument régulière, le lapin commence à présenter une dépression générale qui augmente progressivement avec la quantité du liquide injecté. Lorsqu'on atteint 12 à 14 centimètres cubes (0 gr. 06 à 0 gr. 07 centig.) l'animal se couche sur le ventre ou s'étale sur le côté et paraît profondément endormi. Quelquefois on voit survenir à cette période de légères secousses, mais elles ne durent pas longtemps et c'est la dépression générale qui est de beaucoup le phénomène prédominant. Si l'on examine les réflexes tendineux on les trouve conservés ou à peine atténués. Le réflexe cornéen ne subit aucune modification. Quant à la sensibilité générale, l'on constate que l'animal continue à réagir au pincement des pattes, sans que l'on puisse affirmer qu'il s'agisse d'une perception consciente plutôt que d'un simple réflexe.

La respiration subit des modifications différentes suivant la rapidité de l'injection et la susceptibilité de l'animal. Si l'injection est poussée lentement, à raison de 1 cc. par minute, on voit quelquefois une légère accélération. Mais généralement c'est un ralentissement que l'on observe et cela d'autant plus qu'on augmente la vitesse de l'injection. C'est plus tard, au bout de 10 à 15 minutes, qu'on observe une légère accélération. Une injection trop rapide amène l'arrêt respiratoire. Comme nous le verrons plus tard, le bromhydrate de méthylatropine est, contrairement à l'opinion de Vaubel, un poison violent pour les centres respiratoires.

L'état de dépression profonde où l'animal entre après avoir reçu environ 0 gr. 07 centig. de bromhydrate de méthylatropine persiste 20 à 30 minutes environ après la cessation de l'injection. Puis le lapin commence à reprendre une position plus normale, tout en restant encore fortement somnolent, avec une respiration légèrement accélérée ou normale. Pendant plus d'une heure encore il reste habituellement immobile et déprimé.

Nous donnons ici quelques protocoles de nos expériences :

Expérience 1.

Lapin 1540 grammes.

L'on met une canule à injection dans le bout périphérique de la carotide et l'on adapte à cette canule un tuyau de caoutchouc. On laisse le lapin en liberté selon le dispositif décrit plus haut.

L'animal a avant l'injection 74 respirations par minute moyenne.

Temps.	Quantité injectée en cc.	
10 h. 31		Début de l'injection d'une solution de bromhydrate de méthylatropine à 5 $^{0}/_{00}$ (dans de la solution de chlorure de sodium à 8 $^{0}/_{00}$) à raison de 3 cc. par minute.
— 32	3 cc.	L'animal commence à chanceler.
— 33	6 —	Se tient difficilement sur ses pattes. Respiration = 60.
— 34	9 —	Affaissé ; pose sa tête sur la table.
— 35	12 —	*Fin de l'injection*. L'animal se couche complètement sur le côté. La respiration est très lente : 33 par minute.
— 36		Sur le côté, immobile sauf quelques rares secousses de tout le corps. Les réflexes tendineux sont faibles. Les pupilles sont de même dimension qu'au début. Le réflexe cornéen est conservé. L'animal réagit au pincement.
— 45		Même état, respiration = 44.
11 h.		Même état.
— 8		Commence à faire quelques mouvements spontanés.
— 9		Se relève. Les pattes paraissent faibles. L'animal est encore fortement éprouvé, il ne change pas de place. Respiration = 63.
— 20		L'animal reste encore sur place ; il est fortement somnolent et laisse de temps en temps sa tête reposer sur la table. Respiration = 80.
12 h.		Le lapin est encore nettement somnolent et ne se déplace pas. Respiration = 70.
— 30		Il paraît réveillé.

Expérience 2.

Lapin 1740 grammes.

Même dispositif expérimental.

Solution de bromhydrate de méthylatropine à 5 $^0/_{00}$.

L'animal a, avant le début de l'injection, 45 respirations en moyenne.

Temps.	Quantité injectée en cc.	
10 h. 49		Début de l'injection.
— 50	4 cc.	L'animal glisse sur ses pattes antérieures et laisse reposer sa tête sur la table.
— 51	8 —	L'animal est fortement affaissé, se couche sur le ventre. La respiration s'arrête pendant une demi-minute environ ; nous arrêtons l'injection. L'animal recommence de nouveau à respirer, mais sa respiration est très lente et superficielle. 20 par minute.
— 57		On recommence l'injection.
— 58	12 —	L'animal s'étale sur le côté, complètement immobile. La respiration s'arrête de nouveau.
— 59		Il commence à respirer 15 par minute.
11 h.		Même position, respiration 20 par minute.
— 2		Même position, respiration = 50. Réflexes tendineux faibles.
— 12		L'animal change la position de sa tête. Il est encore fortement affaissé. Respiration = 60.
— 30		Même état.
— 52		Prend sa position normale, soutient bien sa tête, mais il est encore fortement abruti ; immobile.
12 h. 10		Immobilité persistante ; par instants paraît somnolent.
2 h.		Complètement rétabli.

Expérience 3.

Lapin 1600 grammes.

Même dispositif.

Solution de bromhydrate de méthylatropine à 5 $^0/_{00}$.

Le lapin a avant l'injection 55 respirations en moyenne.

Temps.	Quantité injectée en cc.	
4 h. 40		Début de l'injection.
— 41	2 cc.	Rien de particulier.
— 42	4 —	» » Respiration = 48.
— 43	6 —	Peu influencé.
— 44	8 —	Il commence à s'affaisser. Respiration = 49.
— 47	14 —	Fin de l'injection. Se couche sur le côté droit, reste complètement immobile. La respiration est très lente : 20 par minute. Les réflexes tendineux et cornéens sont conservés. L'animal réagit au pincement.
— 52		Le lapin présente de temps en temps des frissons sur tout le corps.
— 55		Même état. Respiration = 70.
— 56		Eveillé. Essaye de prendre son attitude normale. Mais les pattes affaiblies ne le supportent pas.
5 h.		Reprend sa position normale. Reste somnolent et très éprouvé. Les pupilles sont fortement dilatées. Respiration = 62.
— 20		Le lapin commence à se rétablir. Il est encore abruti.

Expérience 4.

Lapin 1600 grammes.

Même dispositif.

Solution de bromhydrate de métylatropine à 4 $^0/_{00}$.

Temps.	Quantité injectée en cc.	
4 h. 40		Début de l'injection.
— 42	4 cc.	Le lapin s'agite un peu.
— 44	8 —	Il commence à chanceler et se couche bientôt sur le ventre.
— 46	10 —	Laisse reposer sa tète sur le plan de de la table. Sa respiration est nettement ralentie.
— 50	14 —	Le lapin se couche sur le côté. Fin de l'injection. Ses réflexes tendineux sont faibles. Il réagit vivement au pincement. Les pupilles sont d'une dimension moyenne.
— 52		Quelques tremblements.
— 55		Même état ; la respiration s'accélère.
— 56		Essaye de se mettre sur ses pattes sans y parvenir.
5 h. —		Reprend son attitude normale. Les pupilles sont fortement dilatées. Somnolent.
— 6		Garde son attitude normale ; demeure somnolent.
— 15		Commence à se rétablir.

Quatre autres expériences faites de la même manière nous ont donné des résultats identiques. Nous trouvons donc inutile de les reproduire.

b) *Injection du sulfate neutre d'atropine.* — Le sulfate neutre d'atropine, injecté à la même concentration (5 $^0/_{00}$), et de la même manière, dans le bout périphérique de l'artère carotide d'un lapin, produit des effets identiques. La dose minimale nécessaire pour amener une dépression accentuée paraît être un peu plus forte que celle de bromhydrate de méthylatropine capable de produire les mêmes effets. Ainsi que nous venons de le voir, en effet, 12 cc. de solution à 5 $^0/_{00}$ de bromhydrate de métylatropine suffisent généralement, lorsqu'on les injecte à raison de 3 cc. par minute, à produire un fort affaisement chez le lapin ;

il faut au contraire environ 16 centimètres cubes d'une solution au même titre de sulfate neutre d'atropine pour produire le même effet chez un lapin de poids égal. 12 cc. de solution de sulfate neutre d'atropine produisent bien une certaine dépression, mais le lapin arrive généralement à garder sa position normale ; sa tête ne s'incline point vers le sol. C'est avec les doses plus fortes que l'on voit l'animal s'étendre sur la table. D'ailleurs on ne constate pas de grandes différences entre le tableau symptomatique ultérieur et celui donné par le bromhydrate de métylatropine. La respiration seule subit avec le sulfate neutre d'atropine, une modification souvent contraire ; elle s'accélère légèrement dès le début. Pourtant plusieurs de nos lapins ont présenté un ralentissement initial comme avec le bromhydrate de méthylatropine.

Signalons dès maintenant un fait d'une certaine importance : l'injection poussée trop rapidement amène beaucoup plus facilement l'arrêt respiratoire lorsqu'on expérimente avec le bromhydrate de méthylatropine qu'avec le sulfate d'atropine.

Voici quelques-uns de nos protocoles d'éxpériences.

Expérience 5.

Lapin 1500 grammes.

Canule à injection dans le bout périphérique de la carotide.

Sulfate neutre d'atropine à 5 $^0/_{00}$ en solution dans le liquide physiologique.

Le lapin a 42 respirations en moyenne avant le début de l'injection.

Temps.	Quantité injectée en cc.	
11 h. 10		Début de l'injection.
— 11	4 cc.	
— 12	8 —	Le lapin ne paraît pas influencé. Respiration = 45.

Temps.	Quantité injectée en cc.	
11 h. 13	12 cc.	L'animal conserve son attitude.
— 14	15 —	Fin de l'injection. Déprimé : se couche sur le ventre pendant une demi-minute environ, puis il se remet sur ses jambes. Ses pattes sont faibles.
— 20		Abruti ; paraît inquiet, reste sur place. La respiration est rapide, 80 par min. Les réflexes sont conservés. Réagit au pincement.
1 h. 25		Change de place.
— 30		Calme ; un peu somnolent. La respiration est plus lente, 52 par minute.
— 50		Même état.
2 h.		Complètement rétabli.

Expérience 6.

Lapin 1510 grammes.

Même dispositif expérimental.

Temps.	Quantité injectée en cc.	
11 h.		Respiration = 80 par minute.
— 6		Début de l'injection.
— 7	4 cc.	
— 9	12 —	Légère agitation.
— 10	14 —	Fin de l'injection. Respiration = 68, l'animal se déplace fréquemment, paraît un peu abruti.
— 14		Fortement abruti, mais garde sa position normale.
— 30		Même état. Respiration = 74.
— 40		Commence à se rétablir.
12 h. 10		Parait normal.

Expérience 7.

Lapin 1800 grammes.

Temps.	Quantité injectée en cc.	
10 h. 5		Respiration = 68.
— 15		Début de l'injection.
— 16	4 cc.	
— 17	8 —	
— 18	12 —	Respiration = 72. L'animal est un peu abruti.
— 20	20 —	Fin de l'injection. S'affaisse et se couche sur le côté, la tête reposant sur la table. Immobile. Respiration = 60.
— 25		Même état.
— 30		Relève la tête tout en demeurant étendu.
— 35		Reprend sa position normale. Mais reste immobile et abruti.
— 45		Même état.
— 50		Commence à se rétablir. Respiration = 70.

Nous avons fait plusieurs autres expériences semblables avec le même résultat.

§ 2. — *Injections intracérébrales.*

Les expériences précédentes démontrent que les injections intracarotidiennes de bromhydrate de méthylatropine ou de sulfate neutre d'atropine, produisent une dépression générale très accusée sans excitation initiale bien considérable.

Avec l'injection intracérébrale de ces corps, ce sont au contraire les phénomènes d'excitation qui prédominent.

Pour ces expériences nous avons suivi la technique habituellement employée dans le laboratoire du professeur Mayor. On trépane la calotte crânienne du cobaye à un point situé à un millimètre en arrière de la suture fronto-pariétale et à un millimètre en dehors de la suture sagittale. L'injection est poussée avec une seringue de Pravaz dont l'aiguille à biseau, extrêmement abrégé, est très courte. La longueur de l'aiguille est en outre modifiée selon le besoin, par des rondelles de liège. Chez le cobaye, une injection faite avec une aiguille d'une longueur de deux millimètres et demi, dépose la substance en partie dans la couche corticale de la zone motrice et en partie à la surface même du cerveau (*injection superficielle*). En donnant à l'aiguille de la seringue une longueur de trois millimètres et demi, on atteint la cavité du ventricule latéral (*injection profonde*).

Chez les lapins il faut trépaner un peu plus en dehors de la suture sagittale et donner à l'aiguille un demi-millimètre de longueur en plus pour pénétrer dans le ventricule. Il est utile de délayer un peu d'encre de Chine dans la solution à injecter pour retrouver, à l'autopsie, le point atteint par l'injection.

a) Chez le cobaye.

1° *Injection intracérébrale de bromhydrate de méthylatropine.*

L'injection superficielle de ce corps à la dose de 0 gr. 00034 centimilligr., soit deux tiers de goutte d'une solution à 1 °/₀, produit très rapidement une forte excitation qui se manifeste sous différentes formes. Généralement les animaux présentent des secousses de la tête, puis de tout le corps. La tête exécute une sorte de mouvement de va et vient antero-postérieur, ou bien des mouvements latéraux de balancement Puis, au bout d'un certain temps, surviennent des crises d'épilepsie jacksonnienne souvent limitées à la tête ou s'étendant quelquefois à la tête et à une patte antérieure.

D'autres fois l'épilepsie est unilatérale et se manifeste du côté de l'injection : l'animal se raidit, s'arcboute sur ses pattes antérieures, relève sa tête et la renverse vers le dos ; d'autres fois il tourne la tête à droite ou à gauche en inclinant une joue vers la terre. L'un des côtés de la face commence à grimacer, puis l'autre côté est pris à son tour, tandis que les paupières clignottent convulsivement. La crise peut se terminer alors ; quelquefois, au contraire, elle s'étend à une patte antérieure qui quitte le sol et s'agite convulsivement.

A côté de ces phénomènes que la plupart de nos cobayes ont présentés, on observe quelquefois des mouvements de manège, de roulement, ou un délire procursif peu intense.

Pendant ces crises d'épilepsie jacksonnienne, la déviation de la tête s'effectue le plus souvent au côté opposé à l'injection. Mais ce fait n'est pas constant. Quelquefois, au cours d'une même crise, la tête du cobaye se lève tantôt à droite, tantôt à gauche. Les mouvements de manège ou de roulement se font du côté de l'injection.

Dès le début de l'expérience on voit apparaître, à côté des phénomènes d'excitation que nous venons de décrire, quelques manifestatians paralytiques plus ou moins intenses. C'est surtout la patte postérieure du côté opposé à l'injection qui est la plus atteinte ; d'autres fois les deux pattes postérieures sont parésiées ; enfin quelquefois la patte antérieure du côté opposé est prise, elle aussi : cette paralysie ressemble à celle qu'on obtient chez ces animaux, par la destruction de la zone motrice : c'est-à-dire elle est bien nette lorsque l'animal reste tranquille, mais elle paraît nulle ou insignifiante lorsque le cobaye commence à courir pendant un accès de délire procursif. Quant à la sensibilité, il n'est pas possible de se prononcer sur son état. Au pincement l'animal réagit normalement, ce qui n'indique nullement que la douleur soit réellement perçue. La respiration est toujours fortement accélérée. La période d'excitation dure 20 à 40 minutes environ, puis l'animal se calme et reste déprimé, nettement somnolent, même endormi, pendant environ 30 minutes. Au bout de ce temps l'animal paraît être rétabli.

Les injections profondes de bromhydrate de méthylatropine donnent lieu aux mêmes phénomènes. La différence est peu sensible entre les deux ordres d'injection ; néanmoins avec les injections profondes, le délire procursif survient presque constamment, et il est alors d'une plus grande intensité.

Les crises convulsives ainsi que les autres signes d'excitation, sont plus intenses qu'après les injections superficielles, et leur localisation se dessine mieux. C'est presque toujours le côté de l'injection qui est excité et c'est le côté opposé qui présente la paralysie. Cette dernière peut se généraliser plus ou moins.

On peut formuler la règle suivante : le bromhydrate de méthylatropine paralyse les cellules nerveuses avec lesquelles il entre en contact sous forme de solution très concentrée (côté du cerveau où a pénétré l'injection) et excite au contraire les cellules qu'il aborde sous forme de solution très diluée (côté du cerveau opposé à l'injection).

Voici les résumés de nos protocoles d'expériences :

Injections intracérébrales superficielles de bromhydrate de méthylatropine.

Solution à 1 $^0/_0$. Profondeur de l'injection 2^{mm}. Quantité injectée : $^2/_3$ de goutte.

Expérience 8.

Poids.	Côté de l'injection.	Après	
400 g.	droit	2 m.	Agitation, faiblesse de la patte postérieure gauche.
		8 —	Mouvement de manège de gauche à droite avec courts intervalles de repos.

Poids.	Côté de l'injection.	Après	
400 g.	droit	9 m.	Agitation plus forte.
		12 —	Mouvement de va-et-vient de la tête.
		19 —	Délire procursif peu intense.
		39 —	L'agitation cesse.
		47 —	L'animal s'endort. La sensibilité est restée intacte. Mort dans la nuit. Autopsie : l'injection n'a pas pénétré dans les ventricules.

Expérience 9.

380 g.	gauche	2 m.	Agitation, secousses latérales de la tête, pattes postérieures faibles.
		5 —	L'animal fait vivement quelques pas puis s'arrête brusquement pour reprendre de nouveau sa marche avec la même vivacité et ainsi de suite.
		15 —	L'agitation diminue fortement.
		20 —	Tranquille, abruti ; réagit au pincement.
		1 h. 20	Encore un peu hébété.

Expérience 10.

300 g.	gauche	1 m.	Secousses de la tête.
		2 —	Faiblesse du côté droit.
		3 —	Grimaces (épilepsie jacksonnienne localisée à la tête).
		6 —	Le cobaye reste sur place, mais fait quelques pas rapides si on le pousse.
		8 —	Epilepsie jacksonnienne de la tête, puis mouvement de va-et-vient de de la tête.
		9 —	Epilepsie jacksonnienne de la tête qui est fortement déviée à droite et en haut.

Poids.	Côté de l'injection.	Après	
300 g.	gauche	12 m.	Secousses désordonnées de tout le corps, cris.
		23 —	Epilepsie jacksonnienne de la tête et de la patte antérieure gauche.
		25 —	L'animal commence à se calmer, il réagit au pincement.
		1 h. 3	S'endort de temps en temps : reste affaissé.

Expérience 11.

420 g.	gauche	2 m.	Crise jacksonnienne de la tête, puis roulement de gauche à droite.
		5 —	Epilepsie jacksonnienne de la tête, qui se dévie à droite et en haut.
		8 —	Epilepsie de la tête avec déviation à gauche.
		15 —	Secousses de la tête, cris ; réaction normale au pincement.
		16 —	Les secousses diminuent.
		35 —	Sommeil, secousses rares.
		1 h. 6	Tranquillité, sensibilité vive.
		1 h. 16	Rétablissement.

Expérience 12.

400 g.	gauche	2 m.	Faiblesse des pattes droites.
		6 —	Epilepsie jacksonnienne de la tête, qui se dirige à droite.
		8 —	L'agitation augmente. Faiblesse des pattes postérieures.
		9 —	Mouvements de va-et-vient, secousses de tout le corps.
		16 —	Epilepsie jacksonnienne, la tête se dirige à droite.
		21 —	L'agitation s'atténue, l'animal reste calme, mais il présente encore de temps en temps des tremblements.

Poids.	Côté de l'injection,	Après	
400 g.	gauche	27 m.	Calme ; réagit vivement au pincement.
		54 —	Rétabli.

Injections intracérébrales profondes de bromhydrate de méthylatropine.

Solution à 1 $^{0}/_{0}$. Profondeur de l'injection : 3^{mm}. Quantité de l'injection : $^{1}/_{2}$ goutte.

Expérience 13.

Poids.	Côté de l'injection,	Après	
480 g.	gauche	3 m.	Délire procursif.
		5 —	Course, mouvements de manège de gauche à droite. Parfois chute sur le côté droit.
		8 —	Tranquille, abruti ; respiration rapide.
		18 —	Crise jacksonnienne de la tête.
		23 —	Couché sur le ventre, pattes parésiées, grimaces de la face.
		28 —	Commence à se calmer.
		33 —	S'endort.

Expérience 14.

420 g.	gauche	1 m.	Faiblesse des pattes postérieures.
		2 —	Chute sur le côté gauche.
		4 —	Se couche sur le ventre et s'agite continuellement : crise de temps en temps. Quelquefois essaye de courir, mais tombe après quelques pas. Incapable de se tenir debout longtemps.
		5 —	Mouvements de manège, tombe facilement.

Poids.	Côté de l'injection.	Après	
420 g.	gauche	14 m.	Tombe de la table, essaie de courir, mais n'y réussit pas.
		20 —	Délire procursif interrompu par des chutes.
		30 —	Même état d'agitation.
		47 —	Plus calme.
		1 h. 20	Endormi.

Expérience 15.

420 g.	gauche	3 m.	Agitation, grimaces.
		9 —	Grimaces.
		10 —	Mouvements de va-et-vient de tout le corps, L'animal se tient bien sur ses pattes.
		21 —	Grimaces.
		23 —	Tremblement de temps en temps.
		30 —	Crise jacksonnienne droite.
		33 —	L'animal se gratte et se mordille comme s'il éprouvait des démangeaisons.
		38 —	Il s'endort.

Expérience 16.

480 g.	gauche	2 m.	Le cobaye se couche sur le ventre, laisse reposer la tête sur la table et la balance, parfois les pattes postérieures se parésient.
		5 —	Etalé sur le ventre : fait des efforts pour marcher sans y parvenir.
		6 —	Crise convulsive clonique des pattes gauches.
		9-14 —	Roulement de gauche à droite pendant un temps prolongé.
		19 —	Peut de nouveau se tenir sur ses pattes.
		29 —	Se remet.
		39 —	S'endort.

Tué. Autopsie : l'injection a pénétré dans la couche optique. Ce qui explique quelques détails du tableau présenté par cet animal.

Expérience 17.

Poids.	Côté de l'injection.	Après	
410 g.	gauche	1/2 m.	Délire procursif.
		2 —	L'animal court encore puis tombe sur le côté droit et présente dans les 4 membres des mouvements de course ; au bout de quelques secondes il se relève et le délire procursif reprend.
		4 —	Court avec difficulté, la faiblesse des 4 pattes allant en augmentant.
		6 —	Tombe sur le côté gauche et présente des mouvements de course te du nystagnus cyanosé.
		19 —	Même état.
		24 —	Couché sur le même côté ; respiration rapide.
		29 —	Même état.
		34 —	Reste sur le ventre ; grimace.
		39 —	Sur le ventre, respiration rapide, cyanose.
		54 —	Même état. Rétabli.

Expérience 18.

280 g.	gauche	3 m.	Commence à présenter de la faiblesse aux pattes postérieures.
		5 —	Les quatres pattes sont faibles : secousses de tout le corps.
		8 —	Couché sur le ventre : présente des secousses.
		11 —	De temps en temps se déplace avec beaucoup de difficulté.
		13 —	Tremble. grimace (épilepsie jacksonnienne de la tête).

Poids.	Côté de l'injection,	Après	
280 g.	gauche	16 m.	Crie ; se déplace lentement de temps en temps, les pattes sont moins moins faibles.
		17 —	Commence à se calmer.
		24 —	S'endort.
		53 —	Continue à dormir.

Expérience 19.

400 g.	gauche	qq sec.	Délire procursif.
		4 m.	Faiblesse des pattes droites ; se couche sur le côté et exécute des mouvements de course ; remis sur ses pattes, fait quelques pas en courant puis retombe de nouveau.
		7 —	Faiblesse des pattes postérieures, ne peut plus marcher.
		9 —	Couché sur le ventre, il exécute des mouvements de course.
		15 —	Crise de convulsions cloniques ; cyanosé.
		39 —	L'état s'améliore ; reste sur le ventre ; a encore des secousses de tout le corps.
		40 —	Sur le ventre, soulève la tête et grimace.
		1 h. —	Grimace.
		3 h. 15	Affaissé ; les pattes restent faibles.
		5 h. 20	S'endort.

Expérience 20.

335 g.	gauche	1 m.	Délire procursif au cours duquel il chute tantôt à gauche, tantôt à droite.
		11 —	Mouvement de manège de droite à gauche.

Poids.	Côté de l'injection.	Après	
335 g.	gauche	15 m.	Tombe sur le côté gauche ; se relève et reprend sa position normale. Agitation.
		19 —	Mouvement de manège de droite à gauche.
		21 —	Court un peu en soulevant la tête.
		25 —	Tète soulevée et rejetée en arrière; mouvements de va-et-vient de tout le corps.
		30 —	Mouvement de manège.
		32 —	Secousses de tout le corps, museau en l'air.
		42 —	Mouvement de manège.
		1 h. 14	Dort.

Expérience 21.

400 g.	gauche	2 m.	Faiblesse des pattes. chute sur le côté droit.
		3 —	Mouvement de va-et-vient de tout le corps.
		4 —	Roulement de gauche à droite, les pattes sont raides.
		5 —	Roulement intense de gauche à droite.
		7 —	En voulant courir l'animal tombe sur le côté droit. Nystagmus.
		13 —	En roulant, tombe de la table ; puis court avec difficulté à cause de la faiblesse des quatre pattes.
		30 —	Se calme.
		33 —	S'endort.

2° *Injection intracérébrale de sulfate neutre d'atropine.*

Si nous étudions maintenant l'effet de l'injection intracérébrale de sulfate neutre d'atropine faite dans les mêmes conditions, nous observons que les symptômes sont de même nature. L'atropine provoque des phénomènes d'excitation et de paralysie semblables à ceux que nous avons décrits à propos du bromhydrate de méthylatropine. Leur localisation aussi est identique : l'excitation siège principalement du côté de l'injection, tandis que la paralysie s'établit du côté opposé. Avant d'insister sur les différences qu'on observe entre l'action de ces deux corps, nous allons donner les résumés de nos expériences faites sur les cobayes.

Injections intracérébrales superficielles de sulfate neutre d'atropine.

Solution à 1 %. Profondeur de l'injection : 2mm. Dose de l'injection : 2/3 de goutte.

Expérience 22.

Poids.	Côté de l'injection.	Après	
360 g.	gauche	10 m.	Le cobaye parait peu influencé.
		20 —	Secousses de tout le corps, faiblesse des quatre pattes.
		21 —	Se couche sur le ventre. réagit au pincement.
		30 —	Même état.
		1 h. —	Même état, faiblesse des pattes plus accusée.
		1 h. 30	Epilepsie jacksonnienne de la tête et de la patte antérieure gauche.

Expérience 23.

340 g.	gauche	3 m.	Secousses de la tête.
		6 —	Epilepsie jacksonnienne gauche. Le côté droit est faible.
		9 —	Secousses de tout le corps.
		14 —	Epilepsie jacksonnienne de la tête.

Poids.	Côté de l'injection.	Après	
340 g.	gauche	20 —	Délire procursif, manège de droite à gauche.
		34 —	Epilepsie jacksonnienne de la tête suivie de délire procursif.
		59 —	L'animal se calme ; pattes encore faibles.
		1 h. 4	Tranquille, abruti.

Expérience 24.

350 g.	gauche	3 m.	Légère agitation.
		6 —	Faiblesse des quatre pattes, l'animal reste allongé sur le ventre, secousses de tout le corps ; s'infléchit en arc de cercle à convexité droite (pleurotonos).
		11 —	En l'excitant légèrement on provoque une crise d'épilepsie jacksonnienne gauche.
		19 —	Faiblesse des pattes, position allongée, secousses continues.
		22 —	Même état.
		33 —	Même état.
		1 h. 1	Commence à se rétablir.

Expérience 25.

400 g.	droit	10 m.	L'animal paraît être normal.
		15 —	Tranquille, un peu affaissé.
		25 —	Légèrement excité, secousses de la tête, faiblesse des pattes postérieures.
		35 —	Faiblesse des quatre pattes.
		55 —	Commence à se rétablir, abruti. Mort dans la nuit. Autopsie : l'injection est restée superficielle et n'a pas pénétré dans les ventricules.

Injection intracérébrale profonde de sulfate neutre d'atropine.

Solution à 1 %. Profondeur de l'injection : 3mm. Quantité injectée : 1/2 goutte.

Expérience 26.

Poids.	Côté de l'injection.	Après	
370 g.	gauche	4 m.	Epilepsie jacksonnienne gauche, faiblesse du côté droit, secousses de tout le corps, sensibilité conservée.
		11 —	Faiblesse des quatres pattes, l'animal reste couché sur le ventre.
		15 —	Epilepsie jacksonnienne de la tête, le cobaye reste dans la même position.
		19 —	Epilepsie jacksonnienne de la tête.
		25 —	Délire procursif très intense, épilepsie de la tête.
		36 —	Les mêmes phénomènes se répètent, secousses de tout le corps.
		55 —	Le cobaye commence à se tenir mieux sur ses pattes, mais présente encore de secousses.
		1 h. 5	Se déplace, mais encore à petits pas, lentement ; réagit au pincement.
		1 h. 20	Même état, pattes postérieures faibles.
		1 h. 40	Affaissé ; commence à se rétablir, mais ne s'endort pas.

Expérience 27.

380 g.	droit	1 m.	Dépression ; par moments faible agitation.
		5 —	Même état.
		1 h. 50	Même état.
			Rétabli.

Expérience 28.

Poids.	Côté de l'injection.	Après	
410 g.	gauche	5 m.	Secousses de tout le corps, faiblesse des pattes droites.
		6 —	Mouvement de manège de droite à gauche.
		10 —	Epilepsie jacksonnienne de la tête, puis l'animal se couche sur le ventre ; quand on cherche à le relever les quatre extrémités plient sous son poids.
		25 —	Agitation continuelle.
		37 —	Faiblesse très accentuée des pattes ; à chaque instant la tête est soulevée d'une manière convulsive.
		45 —	Même état.
		1 h. 5	Commence à se calmer.
		1 h. 14	Presque rétabli, ne s'endort pas.

Expérience 29.

480 g.	gauche	6 —	Mouvements de va-et-vient de la tête.
		7 —	Epilepsie jacksonnienne de la tête ; grimaces.
		16 —	L'animal cherche à avancer en se traînant sur le ventre ; faiblesse des pattes.
		35 —	Reste couché sur le ventre et présente des secousses de la tête.
		48 —	Commence à se calmer, mais montre encore des secousses de la tête.
		1 h. 28	Secousses de tout le corps.
		1 h. 43	Rétabli.

Expérience 30.

370 g.	gauche	10 m.	Faiblesse des pattes, secousses de tout le corps.

Poids.	Côté de l'injection.	Après	
370 g.	gauche	16 m.	L'animal se couche sur le ventre et sente des secousses répétées de tout le corps.
		17 —	Lorsqu'on excite l'animal, le délire procursif éclate ; au repos la tête est rejetée en arrière et agitée de petites secousses continuelles.
		18 —	Epilepsie jacksonnienne de la tête et de la patte antérieure gauche ; affaiblissement des extrémités.
		26 —	Nouvelle crise de délire procursif.
		54 —	Commence à se calmer ; présente encore quelques rares secousses.
		1 h. 10	Encore une crise jacksonnienne à la suite d'une excitation légère.
		1 h. 20	S'endort.

3° *Comparaison entre les effets des deux alcaloïdes.*

Si nous comparons les effets obtenus par injection intracérébrale de bromhydrate de méthylatropine d'une part et de sulfate neutre d'atropine d'autre part, nous constaterons qu'ils sont semblables quant à leur nature, mais qu'ils diffèrent pourtant entre eux à certains points de vue. En effet, analysons d'abord les symptômes obtenus par nos injections intracérébrales superficielles.

Nous constatons dans toutes les observations qu'avec le bromhydrate de méthylatropine, les premiers symptômes surviennent rapidement, au bout de 1 à 2 m. Les phénomènes d'excitation et de paralysie durent environ 20 à 40 m., puis ils disparaissent progressivement et font place à une période de calme très manifeste, pendant laquelle l'animal paraît endormi. Cette période dure en moyenne une demi-heure, puis l'animal retrouve son état normal. Après injection de sulfate neutre d'atropine, les premiers signes d'intoxication se présentent plus tardivement, au bout de

3 à 10 minutes : l'excitation et la paralysie sont moins fortes qu'avec le bromhydrate de méthylatropine, mais plus durables, puisqu'elles ne disparaissent qu'au bout de 55 minutes à une heure et plus. Enfin, la période de dépression qui leur succède est moins accusée. Les animaux opérés restent la plupart du temps simplement hébétés, déprimés, abrutis sans présenter une somnolence bien accentuée.

L'étude de l'action des injections intracérébrales profondes de ces deux corps démontre les mêmes différences que nous venons de constater, mais d'une manière encore plus nette.

Avec le bromhydrate de méthylatropine, les symptômes débutent au bout de 1 à 3 minutes, l'excitation est violente, la paralysie prononcée. Ces phénomènes disparaissent habituellement après 30 minutes et se prolongent rarement au delà d'une heure. Dans la période de calme consécutive, les animaux sont fortement somnolents ou même endormis.

Avec le sulfate neutre d'atropine les signes d'intoxication se révèlent plus tardivement ; au bout de 4 à 10 minutes seulement. Les phénomènes présentés sont moins violents, mais ils persistent plus longtemps ; leur durée dépassant généralement une heure. La période du calme consécutif est aussi moins accentuée : les animaux restent rarement endormis.

b) Chez le lapin.

1° *Injections intracérébrales de bromhydrate de méthylatropine.*

Chez cette espèce d'animaux nous n'avons pas pu constater une différence constante entre l'action des injections superficielles et celle des injections profondes. Le plus souvent nous avons donné une longueur de 3^{mm} à notre aiguille, ce qui portait le toxique dans le ventricule latéral.

Un lapin ayant reçu une injection de deux gouttes de bromhydrate de méthylatropine à 1 ^{0} $_{0}$ présente, au bout de 1 à 3 minutes, des phénomènes d'excitation accompagnés quelquefois d'une légère faiblesse des pattes opposées au côté de l'injection. Chez ces animaux l'excitation se manifeste généralement sous une forme tout à fait particulière que nous essayerons de décrire dans les lignes suivantes :

Le lapin commence par s'agiter, il fait quelques pas en reculant et présente des tremblements de tout le corps, en même temps qu'il grimace. Puis on le voit exécuter des mouvements désordonnés de la tête qu'il agite dans tous les sens. En même temps il grimace continuellement, ouvre et ferme la bouche comme en mâchonnant, tout en clignant des yeux. Quelquefois les grimaces sont unilatérales et siègent à la moitié de la face qui correspond au côté de l'injection. Enfin, la tête se relève spasmodiquement, l'animal s'arcboute sur ses extrémités antérieures, puis la patte antérieure du côté de l'injection quitte le sol en exécutant des mouvements d'extension et de flexion successives comme si l'animal voulait jouer du piano. Quelquefois la manifestation s'arrête là ; l'animal reste dans cet état plus ou moins longtemps, quelquefois une minute même plus, puis il se calme et reste tranquille plus ou moins longtemps. — D'autre fois l'autres patte antérieure quitte aussi le sol et l'animal se dresse sur ses pattes de derrière ; il reste alors parfois assez longtemps dans cette position, faisant le beau à la façon d'un chien bien dressé. Pendant ce temps la tête reste en extension forcée et la face grimace continuellement. Le tableau extrêmement caractéristique que nous venons d'esquisser, ne constitue pas l'unique manifestation d'excitation produite par le bromhydrate de méthylatropine.

Des convulsions, des mouvements de course, un délire procursif plus ou moins violent peuvent former seuls le tableau symptomatique ; ailleurs on les voit précéder ou suivre les symptômes susmentionnés. Nous avons aussi observé dans certains cas, qu'immédiatement après l'injection d'une dose un peu forte, le lapin présente d'abord quelques secousses, puis se met à courir droit devant lui, butant contre les obstacles qui se trouvent sur son chemin. Epuisé par cette course folle il finit par tomber : et, couché sur le côté, il exécute des mouvements de course convulsifs. Ses pattes, trop faibles pour le porter, s'agitent pourtant continuellement. On pourrait se demander si l'impossibilité de continuer la course tient à une espèce d'ostasie plutôt qu'à la paralysie motrice. Il est très difficile d'analyser des phénomènes si complexes et surtout de donner une explication physiologique des phénomènes observés.

Le lapin ainsi couché sur le côté reste plus ou moins longtemps dans cette position, puis il se remet sur ses pattes, ses forces revenant progressivement. C'est parfois alors qu'il commence à faire des grimaces et à exécuter les mouvements que nous avons déjà décrits comme aboutissant à imposer à l'animal, cette station debout si caractéristique. La période d'excitation, avec ses manifestations diverses dure un certain temps ; puis elle fait place à un calme de plus en plus prononcé, jusqu'à ce que l'animal tombe dans une somnolence dont il sort après un temps variable.

Comme nous l'avons déjà dit, l'augmentation de la dose injectée provoque plus facilement le délire procursif et les mouvements de course, ou même des mouvements de manège ou de roulement. La paralysie survient plus rapidement et d'une manière beaucoup plus intense qu'avec des doses moindres. Tous les phénomènes décrits sont accompagnés d'une respiration très rapide. La sensibilité ne paraît pas être altérée : nos animaux au moins, réagissent au pincement. La cornée reste sensible.

Nous donnons ici les résumés de quelques-uns de nos protocoles d'expérience.

Expérience 31.

Injections intracérébrales de bromhydrate de méthylatropine.

Solution à 1 $^0/_0$. Profondeur de l'injection : 3^{mm}. Quantité injectiée : 2 gouttes.

Poids.	Côté de l'injection.	Après	
1930 g.	gauche	3 m.	Le lapin commence à s'agiter et à trembler. Puis sa tête se relève dans un spasme et il se dresse sur ses pattes antérieures ; sa face grimace.
		5 —	Nouvelle convulsion de la tête. S'arcboute de nouveau sur ses pattes antérieures et reste une demi-minute dans cette position.
		7 —	Se dresse sur ses pattes postérieures (fait le beau).
		8 —	Fait le beau.
		15 —	Id.
		28 —	Id.
		35 —	Id.
		40 —	Id.
		1 h. 10	Fait le beau de plus en plus rarement.
		1 h. 20	Agité, se promène (Délire).
		4 h. —	Paraît rétabli.

Expérience 32.

1800 g.	gauche	1 m.	Le lapin se met à reculer tout en grimaçant et agite sa patte antérieure gauche comme s'il voulait jouer du piano.
		2 —	Semble effrayé.
		3 —	Grimace en relevant la tête, et joue du piano avec la patte antérieure gauche.

Poids.	Côté de l'injection.	Après	
1800 g.	gauche	4 m.	Tombe sur le côté gauche et présente une crise convulsive tonique (opisthotonos) ; puis exécute des mouvements de course des quatre pattes.
		6 —	Grimace ; joue du piano ; mâchonne ; ses pattes droites sont faibles.
		11 —	Fait le beau, grimace ; tombe facilement à droite.
		26 —	Même état.
		30 —	S'endort un petit instant ; puis se réveille, secoué par des convulsions de la tête et de la patte antérieure gauche.
		38 —	Secousses de tout le corps.
		51 —	Rares secousses, respiration un peu rapide.
		1 h. 36	Se rétablit, respiration rapide.
		1 h. 51	Un peu affaissé.
		2 h. 6	Rétabli.

Expérience 33.

1300 g.	gauche	1 m.	Respiration très rapide, hyperexcitabilité, tremblements, mouvements de manège de droite à gauche, affaiblissement des extrémités.
		2 —	Faiblesse des pattes, chute sur le côté, roulement à droite puis à gauche, raideur.
		4 —	L'animal exécute des contorsions, présente du nystagmus et des mouvements de course ; il essaie de courir mais retombe sur le côté, les pattes agitées des mêmes mouvements de course ; les réflexes sont conservés.
		5 —	Crise tétanique passagère.

Poids.	Côté de l'injection.	Après	
1300 g.	gauche	16 m.	Couché sur le côté, convulse, mouvement de course.
		32 —	Mouvement de roue de droite à gauche, l'animal tourne autour d'un axe vertical passant par son bassin, grimaces.
		34 —	Couché sur le ventre, tête à terre.
		42 —	Faiblesse des pattes antérieures, grimaces.
		1 h. —	Couché sur le ventre; endormi.
		1 h. 8	Commence à se rétablir.

Expérience 31.

2740 g.	gauche	1 m.	Le lapin s'agite.
		2 —	Secousses de tout le corps.
		3 —	Délire procursif, mouvements de roue : sauts, chutes sur le côté, raideur ; opisthotonos ; mouvements de course.
		4 —	L'animal se remet sur ses pattes.
		5 —	Délire procursif, puis mouvements de roue rapides, de droite à gauche : chute sur le côté droit ; mouvements de course, nystagmus, respiration rapide.
		8 —	Couché sur le ventre : les quatre pattes sont faibles.
		11 —	Mâchonne, grimace : reste couché sur le ventre.
		13 —	Grimaces : s'arcboute sur ses pattes antérieures puis joue du piano avec la patte antérieure droite, et essaie de se dresser sur ses pattes postérieures.
		21 —	L'animal fait le beau, puis reste longtemps dans un état presque normal.

Poids.	Côté de l'injection.	Après	
2740 g.	gauche	46 m.	Fait le beau.
		56 —	Commence à se déprimer, les réflexes tendineux sont normaux.
		1 h. 41	Très calme, endormi.

Expérience 35.

1300 g.	gauche	8 m.	Le lapin est agité, respire rapidement, grimace, sa patte antérieure gauche joue du piano.
		17 —	Agitation.
		26 —	Course folle à travers le laboratoire.
		27 —	Grimaces ; la patte gauche joue du piano ; soubresauts.
		32 —	Très agité, tombe de la table.
		42 —	Agité, ne reste pas sur place, se promène continuellement.
		52 —	Même état.

Tué. Autopsie : injection intraventriculaire.

Injections intracérébrales de bromhydrate de méthylatropine.

Solution à 1 $^{0}/_{0}$. Profondeur de l'injection : 3^{mm}. Quantité injectée : 3 gouttes.

Expérience 36.

Poids.	Côté de l'injection.	Après	
1475 g.	gauche	qq "	Agitation, faiblesse des pattes.
		1 m.	L'animal tombe, roule à droite et à gauche la tête étant à terre. Il essaie de marcher, n'y parvient pas, se traine péniblement, puis il tombe sur le côté droit, exécute des mouvements de course, se raidit puis reprend ses mouvements de course.

Poids.	Côté de l'injection.	Après	
1475 g.	gauche	11 m.	Moins agité.
		48 —	Encore couché sur le même côté, moins agité.
		1 h. 1	Le lapin reste couché sur le côté immobile.
		1 h. 16	Se remet sur ses pattes, grimace, fait le beau, puis tombe sur le côté droit.
		1 h. 18	Se remet sur ses pattes.
		1 h. 26	Il s'endort ayant 32 respirations (profondes) par minute.
		2 h. 18	Ses pattes paraissent encore faibles.

Expérience 37.

1375 g.	gauche	qq."	Tremblement, mouvements de va-et-vient de tout le corps, le tronc et la tête seuls, sont animés de ce mouvement d'oscillation d'avant en arrière, les pattes restent en place.
		3 m.	Agité : en courant le lapin décrit un large cercle de gauche à droite, mais il tombe souvent sur le côté droit.
		4 —	Etendu sur le côté, tout d'un coup il se lève, fait un saut, retombe à terre, roule un instant, puis exécute des contorsions ; la piration est très rapide ; les pattes antérieures sont très faibles. Fait à plusieurs reprises, et sans y parvenir, des efforts pour se se remettre sur ses pattes.
		7 —	Reste couché, mais s'agite continuellement.
		8 —	Roule de droite à gauche : puis mouvements de course avec les quatre pattes.

Poids.	Côté de l'injection.	Après	
1375 g.	gauche	10 m.	Grimaces, faiblesse des pattes antérieures, respiration très rapide.
		25 —	Couché sur le ventre, tête à terre, pattes antérieures écartées : respiration rapide.
		26 —	L'animal fait quelques pas, tremblote, se couche sur le ventre, la tête restant soulevée : grimace.
		45 —	Tendance à faire le beau.
		1 h. —	Couché sur le ventre, abruti.
		1 h. 10	Même état.
		1 h. 45	Parait rétabli.

Expérience 38.

Poids.	Côté de l'injection.	Après	
1930 g.	gauche	1 m.	Le lapin est agité, il tremble : les quatre pattes sont faibles : l'animal se couche sur le ventre puis se relève et court un peu : ensuite il retombe sur le côté et roule de gauche à droite.
		3 —	Couché sur le côté, exécute des mouvements de course, la tête étant en extension.
		5 —	Même état, pupilles dilatées, respiration rapide, cyanose.
		10 —	Même état, nystagmus.
		20 —	L'animal se remet sur ses pattes, tremble.
		25 —	Faiblesse des pattes, grimaces, tendance à faire le beau. Puis l'animal se recouche sur le ventre.
		30 —	Tendance à faire le beau, balancement de la tête.
		55 —	Faiblesse extrême.
		3 h. —	Grimaces.
		3 h. 25	Même état. Très abruti, ne mange pas.

Expérience 39.

Poids.	Côté de l'injection.	Après	
1900 g.	gauche	qq."	Agitation.
		2 m.	Brusquement l'animal fait un saut en avant, tombe à terre et roule autour de son axe longitudinal tantôt à droite, tantôt à gauche.
		6 —	Délire procursif, butte contre les objets qui se trouvent sur son passage. Arrêté par la paroi de la chambre, il saute contre le mur puis il tombe sur le côté avec des contorsions ; se remet sur ses pattes et reste sur place. La respiration est rapide.
		15 —	Même état.
		16 —	Couché sur le ventre, respiration très rapide.
		20 —	Somnolent.
		25 —	Grimace.
		30 —	Couché sur le ventre ; très aplati.
		55 —	Abruti.

2° *Injections intracérébrles de sulfate neutre d'atropine.*

Les lapins auxquels on fait une injection intracérébrale de 2 gouttes d'une solution de sulfate neutre d'atropine à 1 0/0 présentent des phénomènes d'excitation et de paralysie analogues à ceux qu'on observe avec le bromhydrate de méthylatropine. Mais les premiers symptômes d'excitation, produits par l'atropine, sont beaucoup plus tardifs que ceux déterminés par une injection de méthylatropine. C'est donc le même phénomène que nous avons déjà constaté chez le cobaye. Après l'injection le lapin reste déprimé pendant un temps assez long. Souvent il se couche sur le ventre et reste immobile dans cette position, mais on constate déjà une différence dans la position des membres gauches et droits. Ceux du côté de l'injection. faibles, se plient et restent cachés sous le corps de l'animal. Ceux de l'autre côté conservent leur attitude normale. Au bout de 10 à 25 m. des symptômes d'agitation apparaissent. souvent sous forme d'un délire procursif. Dans ce cas l'animal se met à courir dans le laboratoire aveuglément. sans éviter les obstacles contre lesquels il se heurte constamment. Cet état dure un certain temps ; puis le lapin redevient tranquille et reste presque immobile jusqu'à ce qu'une nouvelle crise de délire se déclare : ces crises peuvent se répéter plusieurs fois encore.

Une seconde variété d'agitation se manifeste sous forme de convulsions épileptiformes généralisées. Certains lapins exécutent des mouvements de manège ou de roulement, d'autres font le beau : mais ce dernier phénomène s'observe plus rarement avec le sulfate neutre d'atropine. qu'avec le bromhydrate de méthylatropine.

A un moment donné des symptômes paralytiques surviennent, au début ils siègent surtout du côté opposé de l'injection, mais ils se généralisent souvent.

La sensibilité est conservée. comme la réaction au pincement l'indique. La cornée reste sensible. La respiration est fortement accélérée.

Ces phénomènes de paralysie et d'excitation sont généralement moins intenses avec le sulfate neutre d'atropine qu'avec le bromhydrate de méthylatropine. Par contre, comme cela est le cas chez le cobaye, ils durent plus longtemps. souvent plus d'une heure.

Voici quelques exemples de ces manifestations symptomatiques :

Injections intracérébrales de sulfate neutre d'atropine.

Solution à 1 $^0/_0$. Profondeur de l'injection : 3^{mm}. Quantité injectée : 2 gouttes.

Expérience 40.

Poids.	Côté de l'injection.	Après	
1800 g.	gauche	16 m.	Jusqu'ici tout à fait tranquille, le lapin exécute subitement des roulements : puis il s'arrête et grimace.
		18 —	Tremblements.
		26 —	Tremblements, grimaces.
		36 —	Secousses de tout le corps.
		1 h. 21	Grimaces, secousses de tout le corps.
		4 h. 6	Paraît rétabli.

Expérience 41.

1375 g.	gauche	1 m.	Le lapin est couché sur le ventre, pattes antérieures écartées.
		2 —	Délire. respiration rapide. chute tantôt à droite tantôt à gauche.
		3 —	Délire procursif.
		10 —	Tombe à droite, se lève, court, puis se couche sur le ventre, tête à terre : respiration rapide, faiblesse des quatres membres.
		20 —	Reprend sa course, puis se couche sur le ventre.
		24 —	Nouvel accès de délire procursif.
		27 —	Pattes droites nettement affaiblies.
		32 —	L'animal s'affaiblit de plus en plus.
		33 —	Faiblesse extrême.
		35 —	Mort.

Autopsie : la piqûre a pénétré dans le ventricule latéral : le cerveau est congestionné.

Expérience 42.

Poids.	Côté de l'injection.	Après	
1390 g.	gauche	1 m.	Respiration rapide.
		9 —	Abruti.

Poids.	Côté de l'injection.	Après	
1390 g.	gauche	15 m.	Décrit quelques cercles de gauche à droite.
		20 —	Délire procursif.
		23 —	Epilepsie jacksonnienne de la tête et de la patte antérieure droite ; délire procursif ; respiration rapide.
		25 —	Même état.
		30 —	Id.
		32 —	Id.
		33 —	Id.
		35 —	Agité, épilepsie jacksonnienne de la tête ; puis exécute des sauts.
		36 —	Respiration rapide, l'animal reste tranquille.
		43 —	Délire procursif.
		45 —	Fait le beau trois fois de suite.
		50 —	Abruti.
		1 h. 9	Décrit des cercles de droite à gauche, épilepsie jacksonnienne de la patte antérieure gauche ; respiration rapide, mâchonnement.
		1 h. 20	Abruti.
		1 h. 25	Epilepsie jacksonnienne de la tête et de la patte antérieure gauche ; fait le beau ; mouvements de roue de gauche à droite, mâchonnement, respiration rapide.

Expérience 43.

1900 g.	gauche	1 m.	Se promène inquiet.
		9 —	Même état.
		14 —	Secousses de la tête.
		18 —	Se raidit, mâchonne, grimace. Tendance à se relever sur ses pattes postérieu^res (à faire le beau), secousses de tout le corps.

Poids.	Côté de l'injection.	Après	
1900 g.	gauche	24 m.	Même état.
		34 —	Secousses de tout le corps.
		de 54 — à 1 h. 9	Fait le beau à plusieurs reprises et reste longtemps dans cette position.
		1 h. 19	Commence à se calmer, reste étalé sur le ventre sans dormir.

Expérience 44.

1300 g.	gauche	3 m.	Abruti, reste sur place.
		5 —	Bouge.
		16 —	Grimaces, mouvement de recul.
		17 —	Secousses de tout le corps.
		19 —	Convulsions, grimaces. s'arcboute sur ses quatre pattes.
		33 —	Même état.
		53 —	Respiration très rapide, tendance à se mettre sur ses pattes postérieures.
		58 —	Tremble, les quatre pattes se raidissent et soulèvent le corps.
		1 h. 8	Grimaces.
		1 h. 38	Se promène.
		1 h. 58	Fait le beau à plusieurs reprises.

Expérience 45.

1375 g.	gauche	34 m.	Hyperexcitabilité, grimaces convulsives de la face, la tête étant soulevée et rejetée vers le dos.
		38 —	Couché sur le ventre, affaibli.
		48 —	Affaissement.
		3 h. 23	Rétabli.

Injections intracérébrales de sulfate neutre d'atropine.

Solution à 1 %. Profondeur de l'injection : 3^{mm}. Quantité injectée : 3 gouttes.

Expérience 46.

Poids.	Côté de l'injection.	Après	
1300 g.	gauche	5 m.	Tranquille.
		25 —	Respiration très rapide.
		33 —	S'agite, secousses de tout le corps.
		40 —	Tranquille, respiration très rapide.
		55 —	Couché sur le ventre.
		1 h. 3	Aplati, respiration rapide.
		1 h. 15	Reste sur ses pattes, non endormi.

Expérience 47.

1300 g.	gauche	3 m.	Déprimé.
		6 —	Abruti, tête à terre, faiblesse de la patte antérieure droite.
		15 —	Complètement affaissé, immobile, respiration rapide.
		23 —	Tombe sur le côté droit, se raidit, convulsions, mouvements de course, respiration rapide, roule de gauche à droite.
		32 —	Même état, respiration très rapide.
		58 —	Même état, quelquefois opisthotonos.
		1 h. 28	Reste étendu sur le côté, immobile pendant longtemps, respiration ralentie.
		1 h. 58	Convulsions, mouvements de course.
		3 h. 8	Même état, respiration très lente.
		3 h. 18	Mort par arrêt respiratoire.

CHAPITRE II

Action sur les nerfs périphériques.

a) *Terminaisons motrices.* — Nous avons étudié l'action du bromhydrate de méthylatropine sur les nerfs périphériques, en la comparant à celle du sulfate neutre d'atropine.

Le bromhydrate de méthylatropine contient le groupement :

$$\begin{matrix} R- \\ R- \end{matrix} N \begin{matrix} \diagup CH_3 \\ -B_2 \\ \diagdown R \end{matrix}$$

c'est-à-dire un atome d'azote pentavalant. Comme la plupart des corps qui possèdent ce même groupement, il a aussi une action curarisante nette. Cette action a déjà été signalée par Hildebrandt [1]. D'après cet auteur 0 g., 00006 centimilligrames de ce corps suffiraient à curariser une grenouille. Or, la grenouille ne présente pas toujours ni partout la même sensibilité vis-à-vis de nos toxiques. Dans nos expériences personnelles, qui sont au nombre de quarante, il nous a fallu injecter 0 g., 0025, c'est-à-dire une dose environ quarante fois plus forte. pour produire cette action curarisante. Le sulfate neutre d'atropine possède cette même action curarisante, mais à un degré bien moindre. Il fallait, chez nos grenouilles, en injecter 0 g., 06 cc. pour voir survenir la curarisation et encore cette dernière se produisait beaucoup plus tardivement qu'avec le bromhydrate de méthylatropine.

b) *Tronc nerveux.* — Nous avons cherché à reconnaître si le bromhydrate de méthylatropine. doué d'une si grande

---

1. Hildebrandt. Archiv. f. exp. Path. Bd. 53 1905, p. 76.

activité sur les terminaisons motrices, agissait aussi sur les troncs nerveux. Dans ce but nous avons fait deux séries d'expériences. 1° Nous avons préparé des pattes galvaniques de grenouilles suivant la méthode classique et nous avons plongé le nerf sciatique dans une solution renfermant 1 % de bromhydrate de méthylatropine et 9 ‰ de chlorure de sodium. Nous avons examiné si le nerf ainsi traité pouvait encore transmettre l'excitation électrique provoquée par un courant faradique faible. Or, nous basant sur nos nombreuses expériences concordantes, nous avons acquis la conviction que le nerf ayant séjourné pendant toute une heure dans cette solution, ne perdait point son excitabilité. 2° Chez les lapins nous avons pratiqué dans la gaîne du nerf sciatique des injections de quelques gouttes d'une solution à 4 % de bromhydrate de méthylatropine. Cette méthode permet de contrôler si l'on peut ainsi obtenir la section physiologique du nerf (F. Franck), c'est-à-dire si l'on arrive à le rendre incapable de transmettre une excitation quelconque. Or nos expériences ont montré que la zone infiltrée par l'injection n'est pas devenue inexcitable par un courant faradique. D'autre part, une excitation appliquée au dessous du point injecté a produit des mouvements dans la patte correspondante et de la douleur. Un courant faradique appliqué au dessus du même point, provoque le même résultat.

Ces expériences démontrent donc encore une fois que le bromhydrate de méthylatropine n'agit point sur le tronc nerveux.

Les mêmes expériences ayant été répétées avec le sulfate neutre d'atropine, nous ont donné le même résultat négatif.

Donc, ni l'atropine ni la méthylatropine ne paralysent le nerf mixte avec lequel ces alcaloïdes sont mis en contact direct.

c) *Terminaisons sensitives.* — Il nous a paru intéressant d'examiner l'action du bromhydrate de méthylatropine sur les terminaisons sensitives nerveuses. Pour ces recherches nous avons employé la méthode que le Dr Moukhtar indiquera dans une note qui sera publiée ultérieurement dans les comptes-rendus de la Soc. de Biol. de Paris. Elle consiste à injecter 2 gouttes de la solution du corps à étudier dans le derme du dos du cobaye et à examiner l'état de la sensibilité au point d'injection, en se guidant sur l'état du réflexe cutané dorsal. Il est préférable que la solution soit faite au moyen de sérum physiologique.

Pour éliminer une cause d'erreur pouvant provenir de la distension des tissus par le véhicule, on injecte à un troisième point, la même quantité de solution physiologique de chlorure de sodium.

Une fois les trois injections faites, on examine attentivement le degré de sensibilité des places injectées, en se guidant, comme nous l'avons dit, sur le réflexe cutané dorsal des cobayes. En effet, la moindre irritation de la région dorsale provoque chez cet animal un mouvement du muscle peaucier qui se traduit par un glissement brusque de la peau vers l'extrémité céphalique ; le mouvement réflexe ne se produit plus, naturellement, si l'on fait porter l'excitation sur un point anesthésié.

Nous avons fait nos recherches avec l'atropine et la méthylatropine, ce qui nous a permis de nous prononcer sur leur activité respective.

Nos recherches faites avec cette méthode, nous permettent de conclure que le bromhydrate de méthylatropine et le sulfate neutre d'atropine possèdent tous deux une action analgésique locale accusée. L'intensité de cette action nous a semblé être à peu près égale pour les deux alcaloïdes, quoique celle du bromhydrate de méthylatropine paraisse un peu plus faible. Un fait nous paraît digne d'être signalé. La région où l'on injecte du sullfate neutre d'atropine (1 0/0) devient rapidement rouge (vasodilatation), tandis que l'endroit de l'injection du bromhydrate de méthylatropine (1 $^0/_0$) reste pâle (vasoconstriction). Nous avons répété cette expérience sur une vingtaine de cobayes avec des solutions de concentration différente. Pour obtenir une anesthésie nette il faut employer des solutions à 1 $^0/_0$. Avec les solutions à 1 $^0/_{00}$, on n'observe plus qu'une simple diminution de la sensibilité.

CHAPITRE III

Action sur la pupille.

L'action du bromhydrate de méthylatropine sur la pupille de l'homme a été étudiée par plusieurs auteurs. Nous nous sommes contenté de faire quelques expériences sur des chats et sur des lapins. De ces recherches il résulte que le bromhydrate de méthylatropine, à la dose de 2 gouttes d'une solution de 0,5 $^0/_0$, produit une dilatation pupillaire qui commence plus rapidement qu'avec le sulfate neutre d'atropine, employé à la même dose et à la même concentration. Le maximum de la dilatation se produit aussi plus rapidement. Par contre la mydriase dure moins longtemps qu'avec le sulfate neutre d'atropine.

Nous allons résumer les résultats de nos expériences faites sur les chats. Le même animal ayant reçu à des dates différentes une fois du bromhydrate de méthylatropine et l'autre fois du sulfate neutre d'atropine. Nous plaçons les résultats de ces deux expériences en regard l'un de l'autre.

Les expériences sur les lapins donnent les mêmes résultats.

Expérience 18.

Expériences sur les chats. Instillation dans le sac conjonctival de 2 gouttes de :

	Br. méthylatropine à 0,5 %.	Sulfate neutre d'atropine à 0,5 %.
Début de la dilatation pupillaire.	13 m.	14 m.
Dilatation maxima.	23 —	23 —
Disparition de l'inégalité pupillaire.	2 jours	4 jours

Expérience 49.

Début de la dilatation pupillaire.	17 m.	23 m.
Dilatation maxima.	37 —	63 —
Disparition de l'inégalité pupillaire.	3 jours	4 jours

Expérience 50.

Début de la dilatation pupillaire.	17 m.	27 m.
Dilatation maxima.	50 —	95 —
Disparition de l'inégalité pupillaire.	3 jours	4 jours

Expérience 51.

Début de la dilatation pupillaire.	2 m.	27 m.
Dilatation maxima.	41 —	45 —
Disparition de l'inégalité pupillaire.	4 jours	4 jours

CHAPITRE IV

Action sur l'appareil respiratoire.

Nous avons étudié l'action du bromhydrate de méthylatropine sur l'appareil respiratoire des cobayes et des lapins. Dans ce but nous nous sommes servi d'injections intraveineuses (veine jugulaire) ou intraartérielles (bout périphérique de la carotidie). Ces expériences ont mis en évidence deux faits d'une certaine importance et que nous allons décrire.

Pour obtenir une action appréciable il faut : 1° utiliser des solutions d'une assez forte concentration, et 2° pousser ces injections avec une certaine vitesse. En effet, des solutions très faibles (ex. : 1 : 5000) injectées rapidement et en assez grande quantité, ne produisent pas plus d'effet que les injections de solutions concentrées (5 : 1000) introduites très lentement. Il semble donc que ce poison, dans certaines conditions, est fixé partiellement au moins, et rendu inoffensif pour le centre respiratoire, au fur et à mesure de sa pénétration dans l'organisme. Injecté à concentration et avec une vitesse suffisantes, ce toxique exerce une action nocive très nette sur l'appareil respiratoire. La respiration se ralentit et finit par s'arrêter tandis que le cœur continue à battre. Si, dans des conditions identiques, on injecte à une série de lapins du bromhydrate de méthylatropine, et à une deuxième série du sulfate neutre d'atropine, on constate que l'action nocive du bromhydrate de méthylatropine sur la respiration est infiniment plus puissante que celle du sulfate neutre d'atropine. En effet, lorsqu'on injecte chez un lapin de 2 kilos environ, une solution à 4 ‰ de bromhydrate de méthylatropine, à raison de 2 cc. par minute, on voit la respiration se ralentir, devenir irrégulière et s'arrêter plus ou moins brusqument, au bout de 7 à 10 minutes, c'est-à-dire après injection de 14 à 20 cc. de notre solution. Si la concentration est plus grande, le 1 ‰ par exemple, cet arrêt respiratoire survient beaucoup plus rapidement, quelquefois après la troisième injection. Or, on n'arrive presque jamais à arrêter la respiration d'un lapin en injectant une solution de sulfate neutre d'atropine à 4 ‰, toujours à raison de 2 cc. par minute. Pour y parvenir il faut employer des solutions 5 à 10 fois plus concentrées.

Voici quelques expériences concernant ces faits :

a) *Bromhydrate de méthylatropine.*

Expérience 52.

Lapin 2250 grammes.

Injection dans le bout périphérique de la carotide de bromhydrate de méthylatropine à 4 $^0/_{00}$. (Solution faite dans du sérum physiologique).

Temps	Press. p. mill. d. Hg.	Puls. p. minute.	Resp. p. minute.	
10 h. 2'	118	255	58	Mis au kymographion.
9'	128	270	57	
12'	126	270	52	
20'	128	267	46	
32'	120	267	44	
32' 10''				Injection de 1/2 cc. de bromhydrate de méthylatropine.
34'	110	300	40	
38'	112	318	42	Début de l'injection continue
39'				de bromhydrate de méthylatropine à 4 $^0/_{00}$ à raison de 2 cc. par minute. Dose injectée = 2 cc.
40'				Dose totale = 4 cc.
40' 10''	84	276	33	
41'				= 6 cc.
42'				= 8 cc.
42' 10''	74	256	36	
43'	82			= 10 cc.
44'	93	256	42	On arrête l'injection pendant une minute.
45'	100	264	39	Dose injectée totale = 12 cc.
46'				= 14 cc.
46' 50''	76	224		La respiration devient très superficielle et irrégulière.

Temps	Press. p. mill. d. Hg.	Puls. p. minute.	Resp p. minute.	
10 h. 47				Dose totale injectée = 16 cc.
47' 20"	124	222	0	Arrêt de la respiration pendant 30", puis mouvements convulsifs.
48'				= 18 cc.
48' 20"	122	204	incomptable	Respiration irrégulière entrecoupée par des mouvements convulsifs. Les pulsations sont irrégulières, souvent couplées.
48' 50"	74	138	20	
49'				Injection = 20 cc. au total.
49' 20"				Mouvements convulsifs, arrêt respiratoire.
50'	48	138	0	
51'	33	126	0	Compression rythmique du thorax.
53'	36	138	0	
54'	20	0	0	
56'	10	0	0	
57'				Respiration mécanique et massage du cœur à travers le thorax.
58'	32	138		
11 h. 1	114	236	0	
2'	135	252	0	On arrête la respiration mécanique pendant une minute, l'animal ne respire pas spontanément. Le lapin est sacrifié.

Expérience 53.

Lapin 1030 grammes.

Injection dans la veine marginale de l'oreille de bromhydrate de méthylatropine à 1 %.

12 h. 18	86	234	40
12 h. 36	84	234	42

Temps	Press. p. mill. d. Hg.	Puls. p. minute.	Resp. p. minute.	
36' 30"				Injection de 1 cc. de bromhydrate de méthylatropine. à 1 $^0/_0$.
37'	77	222	21	
37' 30"				Injection de 1 cc. 2 cc. en tout.
38'	68	240	0	
41'	26	126	0	
41' 30"	30	96	0	
42'	20	87	0	
42' 3'0'	12	0	0	

Expérience 54.

Lapin 2035 grammes.

Injection de bromhydrate de méthylatropine dans la veine marginale de l'oreille.

Temps	Press. p. mill. d. Hg.	Puls. p. minute.	Resp. p. minute.	
9 h. 11	102	243	63	
16'	104	264	63	
26'	104	252	57	
35'	108	249	63	
38'	100	276	48	
39'	100	279	54	
39' 20"				Injection de $^1/_4$ de millig. de bromhydrate de méthylatropine à 0,5 $^0/_{00}$ dans la veine marginale de l'oreille.
40'	96	294	54	
41'				La faradisation du pneumogastrique reste sans effet.
44'	96	279	48	
47'	90	248	58	
48'				Injection de $^1/_4$ de millig. de bromhydrate de méthylatropine, solution à 0,5 $^0/_{00}$.

Temps	Press. p. mill. d. Hg.	Puls. p. minute.	Resp. p. minute.	
48' 30''	94	300	48	
50'	98	294	50	
9 h. 50' 30''				Injection de 1/4 de millig. de bromhydrate de méthylatropine. solution à 0,5 0/00.
51'	94	312	48	
52'	94	303	48	
53'				Injection de 1/4 de millig de. bromhydrate de méthylatropine, solution à 0,5 0/00 = 1 millig. en tout d'alcaloïde.
53' 15''	95	309	50	
57'	94	300	60	
57' 15''				Injection de 1/2 millig. de bromhydrate de méthylatropine = 1 1/2 en tout
57' 30''	93	304	52	
59'				Injection de 1/2 millig. de bromhydrate de méthylatropine = 2 millig. en tout.
59' 30''	94	304	50	
10 h. 1				Injection de 1/2 millig. de bromhydrate de méthylatropine = 2 1/2 millig. en tout.
1' 30''	94	316	48	
5'	94	300	48	
5' 30''				Injection de 1/2 centigr. de bromhydrate de méthylatropine. solution à 1 0/0 (1 cc.)
6'	78	304	48	
7' 50''	90	300	48	1/2 centigramme »
8'	74	299	48	
9' 30''	90	300	48	1/2 » »
10'	74	288	46	
11' 30''	92	288	42	1 » » Aussitôt après l'injection. la respiration s'arrête pendant 20 secondes, puis elle reprend progressivement sa fréquence antérieure.

Temps	Press. p. mill. de Hg.	Puls. p. minute.	Resp. p. minute.	
12'	72	282	48	
13' 47"	90	282		Injection d'un 1/2 centigr. de bromhydrate de métylatropine, solution à 1 °/₀.
14' 15"	72	292	63 ?	irrégulière.
21'	94	296	36	Injection de 1/2 cc. »
22'	84	248	56	L'animal s'agite.
23' 15"	65	197	60	Inject. de 1 centigr. »
24'				
24' 30"	70	268	12	
26'	92		58 ?	Respiration très superficielle et irrégulière.
28'	110	272	15	
28' 15"				Inject. de 1 centigr. »
28' 30"	100	270	0	Arrêt respiratoire.
29'	112		13	Respiration superficielle.
29' 15"				Inject. de 1 centigr. » Apnée de 30".
30'	94	282	24	
31' 15"	138		68	Inject. de 1 centigr. »
32'	140	236	0	
32' 30"				Inject. de 1 centigr. »
33'	76		0	
34'	80	160	0	
10 h. 36	50	84	0	On établit la respiration mécanique.
37'	140	192	R. M.	
40'	140		»	Injection de 1 centigramme de bromhydrate de méthylatropine, solution à 1 °/₀.
40' 30"	120		»	Cœur irrégulier.
40' 40"			»	Inject. d. 1 cc. de br^te. d. mét.
41'	104		»	
42'	130	270	»	» »
42' 30"				

Temps	Press. p. mill. de Hg.	Puls. p. minute.	Resp. p. minute.	
43'	124	280	R. M.	Inject. d. 1 cc. de br^{te}. d. mét.
43' 10"				
43' 20"	114		»	» »
44'	108			
45'	120			» »
45' 20"	106			
46'	116	270	»	
47'	120	264	»	» »
47' 5"				
47' 15"	108	280	»	
48'			»	» »
48' 5"	102			
49'	62	156	»	
11 h.	140	248	0	L'animal est tué.

b) *Sulfate d'atropine.*

Expérience 55.

Lapin 1750 grammes.

Injection dans le bout périphérique de la carotide de sulfate neutre d'atropine à 4 $^0/_{00}$. (dans du sérum physiologique).

Temps.	Press p. mill. de Hg.	Puls. p. minute.	Resp. p. minute.	
10 h. 53				L'animal est mis au kymographion.
56'	112	216	44	
59'	110	210	44	
11 h. 8	110	207	42	
14'	114	248	40	
22'	100	240	42	
22' 20"				Début de l'injection continue de sulfate neutre d'atropine à 4 $^0/_{00}$ à raison de 2 cc. par minute.

Temps	Press. p. mill. de Hg.	Puls. p. minute.	Resp. p. minute.	
23' 20"	96	268	46	2 cc. de sulf. n. d'atrop. à 4 $^0/_{00}$.
24' 20"	92			» » »
25' 20"				» » »
26'	90	264	45	
26' 20"				» » »
27' 20"				» » »
28'	90	264	48	
30'	90	264	45	» » »
31'				» » »
32'	84	256	45	» » »
33'	84			» » »
34'	84	248	45	» » »
				20 cc. en tout.
37'	81	248	48	
55'	84	248	45	
12 h.	84	244	36	L'animal, en parfait état, est sacrifié.

Expérience 56.

Lapin 1720 grammes.

Injection dans la veine de l'oreille, de sulfate neutre d'atropine. Solution à 1 $^0/_0$.

Temps	Press. p. mill. de Hg.	Puls. p. minute.	Resp. p. minute.	
9 h.				L'artère carotide droite est mise en communication avec le kymographion de Ludwig.
20'	98	240	51	
27'	98	234	54	
30'	92	210	51	
36'	94	222	54	
38'	92	216	54	
49'	92	222	48	Injection de 1 cc. de sulfate neutre d'atropine à 1 $^0/_0$.
50'	84	225	45	

Temps	Press. p. mill. de Hg.	Puls. p. minute.	Resp. p. minute.	
51'				Inj. 1 cc. sulf. n. d'at. 1 °/₀.
52'	80	225	42	
53'				» » »
54'	78	240	42	
55'				» » »
56'	74	216	42	
57'				» » »
58'	74	174	39	
59'				» » »
59' 30"	74	198	42	6 cc. en tout.
10 h. 5'	78	243	42	
11'	81	182	45	L'animal se porte parfaitement bien.

Devant l'action prédominante du bromhydrate de métylatropine sur l'appareil respiratoire. nous nous sommes demandé s'il ne s'agissait pas ici d'une curarisation des phréniques. En effet, ce corps, comme nous l'avons déjà signalé, est fortement curarisant.

Quelques expériences faites pour éclairer ce point, nous ont démontré que les nerfs phréniques restaient excitables par la faradisation, quelque temps encore après l'arrêt complet de la respiration. Ce dernier est donc indubitablement dû à une action de notre poison. s'exerçant sur le système nerveux central.

CHAPITRE V.

Action cardiovasculaire.

§ 1. — *Action générale.*

Nous n'avons pas pu étudier l'action cardiovasculaire du bromhydrate de méthylatropine dans tous ses détails. Les expériences que nous avons instituées nous ont montré une grande ressemblance entre l'action de notre corps et celle de l'atropine.

Cette dernière se caractérise, comme l'on sait, par la paralysie de l'action arrestatrice des fibres du vague, d'où résulte, chez les animaux pourvus d'un tonus du vague, une accélération notable du cœur, accompagnée d'une certaine augmentation de la pression ; finalement l'atropine fait baisser la pression, en produisant une vasodilatation de plus en plus accentuée. Le cœur même reste pour ainsi dire intact.

Or, avec la méthylatropine, bien que nous l'ayons vu exercer une action vasoconstitutive locale (p : x), nous observons absolument les mêmes faits. Les animaux meurent toujours et sans exception, par arrêt de la respiration.

Après rétablissement de la respiration artificielle, le cœur reprend, la pression remonte et atteint souvent une valeur dépassant celle du début. Le cœur de l'animal chez lequel on entretient la respiration artificielle supporte impunément des doses de l'alcaloïde qui seraient deux à trois fois mortelles pour le centre respiratoire.

§ 2. — *Action sur l'appareil cardiomérateur périphérique.*

Le bromhydrate de méthylatropine paralyse très rapidement les terminaisons intracardiaques du nerf pneumogastrique. Chez un lapin, une injection intraveineuse de 0 gr. 00010 à 0 gr. 00025 centimilligrammes, suffit pour produire cet effet. Nous avons tenté de déterminer la dose minima de bromhydrate de méthylatropine d'une part, de sulfate neutre d'atropine d'autre part, capable de produire la paralysie des fibres cardiaques arrestatrices du vague. Nous pensions arriver ainsi à nous former une idée sur le pouvoir paralysant relatif à chacun de ces corps. Malheureusement ici encore l'individualité des animaux joue un très grand rôle. Chez quelques lapins on doit injecter 0 gr. 002 milligr. de sulfate neutre d'atropine pour empêcher l'action de la faradisation du pneumogastrique sur le cœur, tandis que chez d'autres $^1/_8$ de milligr. suffit pour atteindre le même but. Néanmoins, sur neuf lapins nous en avons trouvé deux auxquels il a fallu injecter plus de 2 milligr. de sulfate neutre d'atropine pour paralyser le pneumogastrique; chez huit autres lapins auxquels nous avons injecté du bromhydrate de méthylatropine, nous n'avons jamais eu besoin d'employer plus de $^1/_2$ milligr. de cette substance pour aboutir au même résultat. Il paraît donc bien probable que l'action paralysante du bromhydrate de méthylatropine sur la terminaison du pneumogastrique est plus puissante que celle du sulfate neutre d'atropine.

Les résultats de ces expériences sont consignées dans les tableaux suivants :

a) *Bromhydrate de méthylatropine.* — L'artère carotide est mise en communication avec le kymographion. Le nerf pneumogastrique est lié et sectionné. On faradyse le bout périphérique de ce nerf (distance des bobines : 10 cm).

L'effet positif (abaissement de la pression et ralentissement du cœur) est indiqué dans le tableau suivant par le signe + et l'effet nul par le signe —.

Expérience 57.

Lapin 1900 grammes.

Temps	Effet de la faradisation du pneumogastrique.	Injection de bromhydrate de méthylatropine.
9 h. 56 m.	+	
10 h. 2 m.		dans la veine jugulaire : $^1/_4$ millig. d'une solut. à 0.5 $^0/_{00}$.
3	—	
6	+ ?	
20	+ ?	
21		$^1/_4$ de milligr.
22	—	
26	—	

Expérience 58.

Lapin 1700 grammes.

Temps	Effet de la faradisation du pneumogastrique.	Injection de bromhydrate de méthylatropine.
12 h.	+	
4 m.	+	
9		dans le bout périphérique de l'artère carotide.
10	—	
14	—	

Expérience 59.

Lapin 1370 grammes.

Temps	Effet de la faradisation du pneumogastrique.	Injection de bromhydrate de méthylatropine.
11 h. 58 m.	+	
12 h. 5 m.	+	
6		dans la veine auriculaire : 1/8 milligr. d'une solution à 0,5 0/00.
8	—	
12	—	
14	—	

Expérience 60.

Lapin 2035 grammes.

Temps	Effet de la faradisation du pneumogastrique.	Injection de bromhydrate de méthylatropine.
9 h. 27 m.	+	
38	+	
39		dans la veine auriculaire : 1/4 milligr. d'une solution à 0,5 0/00.
44	—	
45	—	
48	—	

Expérience 61.

Lapin 1050 grammes.

Temps	Effet de la faradisation du pneumogastrique.	Injection de bromhydrate de méthylatropine.
11 h.	+	
4 m.	+	

Temps	Effet de la faradisation du pneumogastrique.	Injection de bromhydrate de méthylatropine.
11 h. 6 m.		dans la veine auriculaire : 5 centimilligr. d'une solution à 1 $^0/_{000}$.
7	—	
9	—	
14	le courant faradique produit le ralentissement du cœur sans abaissement de la pression ; donc l'action du toxique a été fugace.	
15		2 $^1/_2$ centimilligr.
16	—	
17	—	
21	—	
22	ralentissement du cœur, sans aucun abaissement de la pression.	
29		2 $^1/_2$ centimilligr.
30	—	
35	—	
44	ralentissement.	
45		2 $^1/_2$ centimilligr.
47	—	
59	—	
12 h. 4 m.	—	
10	ralentissement.	
12	ralentissement du cœur et léger abaissement de la pression.	
13		5 centimilligr.
15	—	
24	—	
36	—	

b) *Sulfate d'atropine.* — Même dispositif expérimental.

Expérience 62.

Lapin 1620 grammes.

4 h. 8 m.	+	

Temps	Effet de la faradisation du pneumogastrique.	Injection de sulfate neutre d'atropine.
4 h. 14 m.	+	
16		1/8 milligr. (solut à 0,5 $^0/_{00}$) dans la veine auriculaire.
18	—	
24	—	
32	—	

Expérience 63.

Lapin 1900 grammes.

Temps	Effet de la faradisation du pneumogastrique.	Injection de sulfate neutre d'atropine.
10 h. 2 m.	+	
12	+	
13		1/4 milligr. (solut. à 0,5 $^0/_{00}$) dans le bout périphérique de la carotide.
26	+	
29		1/4 milligr.
30	+	
34	+	
35		1/4 milligr.
36	+	
37	+	
38		1/4 milligr.
42	+	
44		1/4 milligr.
45	+	
46		1/2 milligr.
49	+	
50		1/4 milligr.
51	ralentissement du cœur.	
52		2 milligr.
54	—	
58	—	

Expérience 64.

Lapin 1720 grammes.

Temps	Effet de la faradisation du pneumogastrique.	Injection de sulfate neutre d'tropine.
9 h. 36 m.	+	
38		1/2 milligr. (solut. à 0,5 0/00) dans la veine auriculaire.
41	—	
46	—	

Expérience 65.

Lapin 1420 grammes.

10 h. 42 m.	+	
47	+	
50		1/2 milligr. (solut. à 0,5 0/00) dans la veine auriculaire.
51	+	
53	—	
58	—	

Expérience 66.

Lapin 1030 grammes.

11 h. 58 m.	+	
12 h. 4	+	
7		5 centimilligr. (solution à 1/000) dans la veine auriculaire.
9	—	
16	—	

Expérience 67.

Lapin 1050 grammes.

10 h. 23 m.	+	
25		1/8 milligr. (solut. à 0,5 0/00) dans la veine auriculaire.
26	—	
32	—	

Expérience 68.

Lapin 1100 grammes.

Temps	Effet de la faradisation du pneumogastrique.	Injection de bromhydrate de méthylatropine.
11 h. 1 m.	+	
2	+	
4		1/4 milligr. (solut. à 0,5 $^0/_{00}$) dans la veine auriculaire.
5	—	
8	—	

Expérience 69.

Lapin 1320 grammes.

Temps	Effet de la faradisation du pneumogastrique.	Injection de bromhydrate de méthylatropine.
9 h. 41 m.	+	
44	+	
47		1/4 milligr. (solut. à 0.5 $^0/_{00}$) dans la veine auriculaire.
48	—	
50	—	
52	—	

Expérience 70.

Lapin 1600 grammes.

Temps	Effet de la faradisation du pneumogastrique.	Injection de bromhydrate de méthylatropine.
11 h. 30 m.	+	
33		1/8 milligr. (solut. à 0,5 $^0/_{00}$) dans la veine auriculaire.
34	+	
35	+	
37	ralentissement.	
38	+	
39		1/4 miligr.
40	—	
41	ralentissement.	
43	+	
45	+	
46		1/2 milligr.
48	—	
49	—	

En résumé : le myocarde ne paraît pas très sensible à l'action directe du bromhydrate de méthylatropine, mais l'accélération formidable du cœur par paralysie du X pourrait à la longue, chez l'homme surtout, avoir une influence néfaste sur la force du cœur.

Il nous a donc paru intéressant de chercher à mesurer de quelle intensité serait, par rapport à celle de l'atropine, l'action paralysante de la méthylatropine sur les extrémités intracardiaques du nerf vague.

CONCLUSIONS

1° Le bromhydrate de méthylatropine possède les mêmes actions que le sulfate neutre d'atropine. Il dilate la pupille, paralyse les terminaisons intracardiaques du pneumogastrique, tarit les sécrétions salivaire, sudorale, intestinale, etc.

2° Lorsqu'on étudie comparativement l'action du bromhydrate de méthylatropine d'une part et du sulfate neutre d'atropine d'autre part, on découvre des différences quantitatives importantes. D'une manière générale, on peut dire que le bromhydrate de méthylatropine agit plus rapidement, provoque des symptômes plus accusés mais moins durables que le sulfate neutre d'atropine.

En effet :

a) Nos injections intracérébrales démontrent que les phénomènes d'excitation et de paralysie surviennent plus rapidement et d'une manière plus accusée avec le bromhydrate de méthylatropine qu'avec l'atropine ; mais ils durent moins longtemps avec le premier corps. En outre, l'animal intoxiqué avec le bromhydrate de méthylatropine présente à la fin de l'expérience une période de somnolence très accentuée.

b) La mydriase méthylatropinique débute plus rapidement, atteint plus vite son maximum, mais dure moins longtemps que le mydriase atropinique.

c) Le bromhydrate de méthylatropine semble paralyser les terminaisons intracardiaques du vague avec de plus petites doses que l'atropine.

d) Le bromhydrate de méthylatropine paralyse plus rapidement les centres respiratoires que l'atropine.

e) Le bromhydrate de méthylatropine est beaucoup plus curarisant que le sulfate neutre d'atropine. Il n'agit point sur le tronc des nerfs mixtes.

3° Le bromhydrate de méthylatropine a une action anesthésique locale comme l'atropine.

4° Il paraît être vasoconstricteur périphérique.

5° Son action cardiaque ne diffère pas de celle de l'atropine.

TABLE DES MATIÈRES

www.ingramcontent.com/pod-product-compliance
Lightning Source LLC
LaVergne TN
LVHW020038170826
845678LV00001B/310

* 9 7 8 2 3 2 9 6 8 9 8 8 3 *